だいじょうぶだよ

――ぼくのおばあちゃん――

さく　長谷川和夫（はせがわかずお）

え　池田げんえい（いけだげんえい）

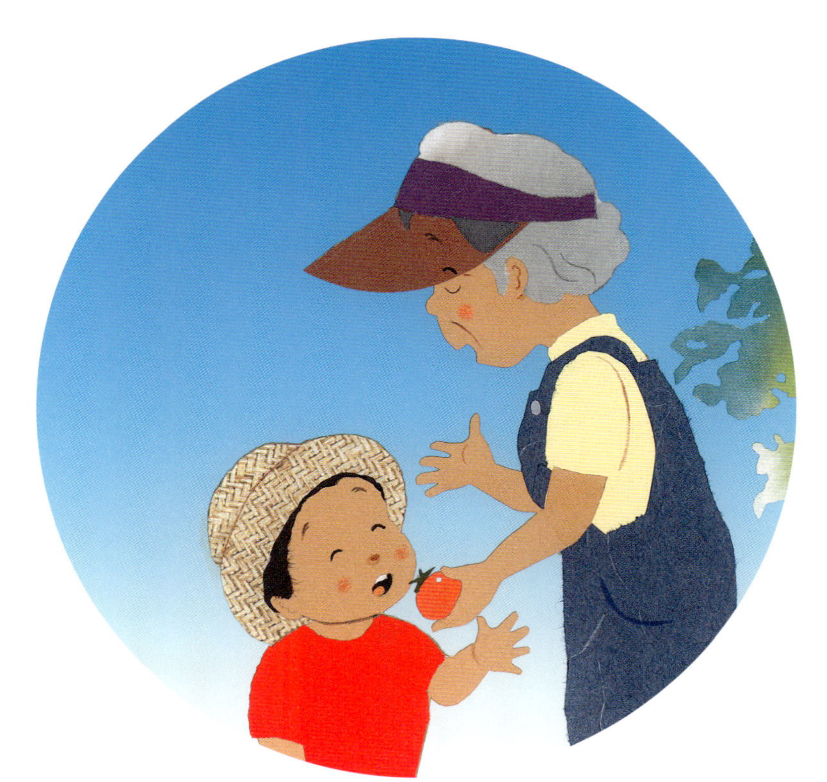

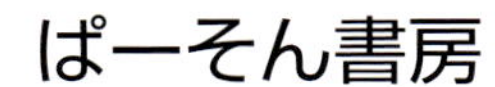

だーいすきな　ぼくの　おばあちゃん。
きんじょに　ひとりで　すんでいる。
あそびに　いくと、
いつも　ニコニコ　うれしそう。

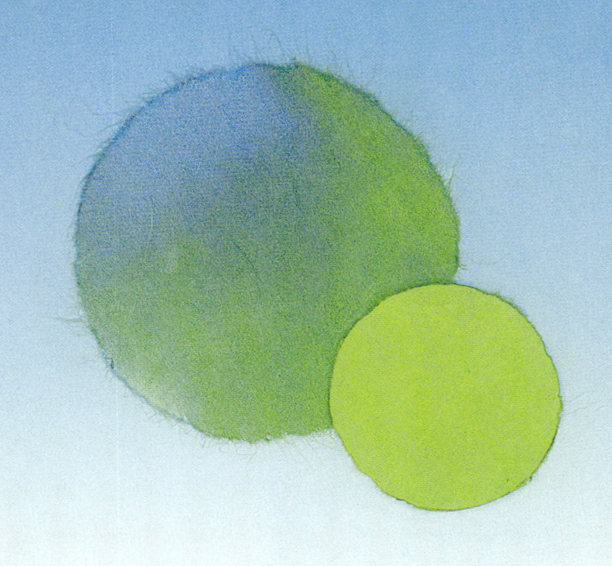

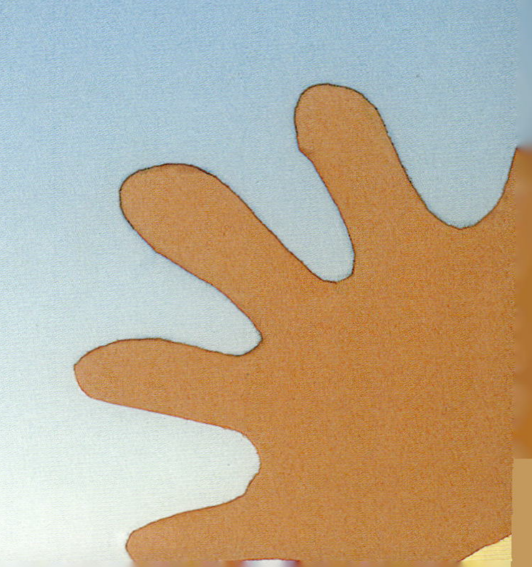

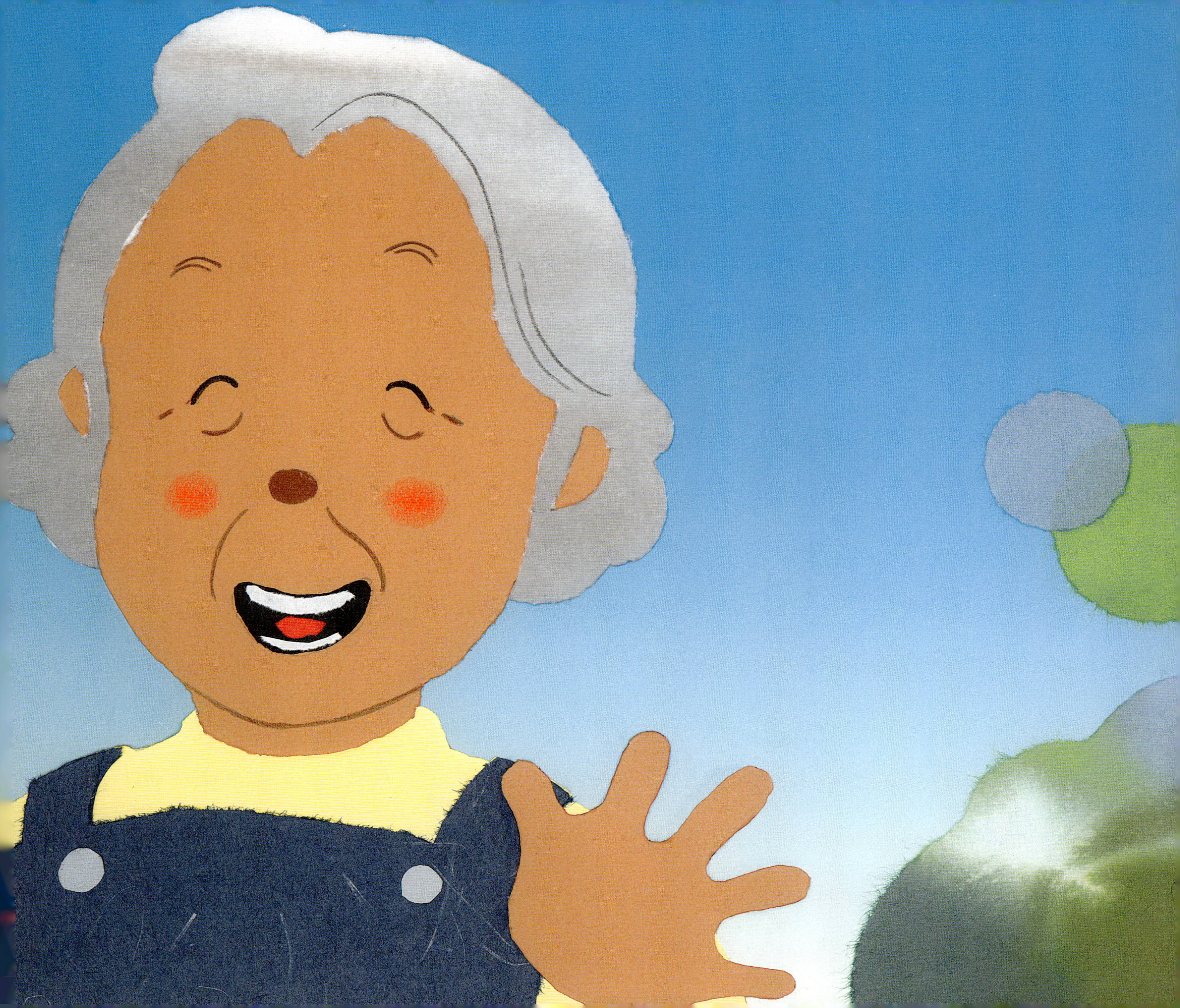

おばあちゃんの　はたけには、
やさいが　いっぱい。
なつには、ぼくの　だいすきな　スイカや　まがった　キュウリ、
まっかな　トマトを　いっしょに　たべた。

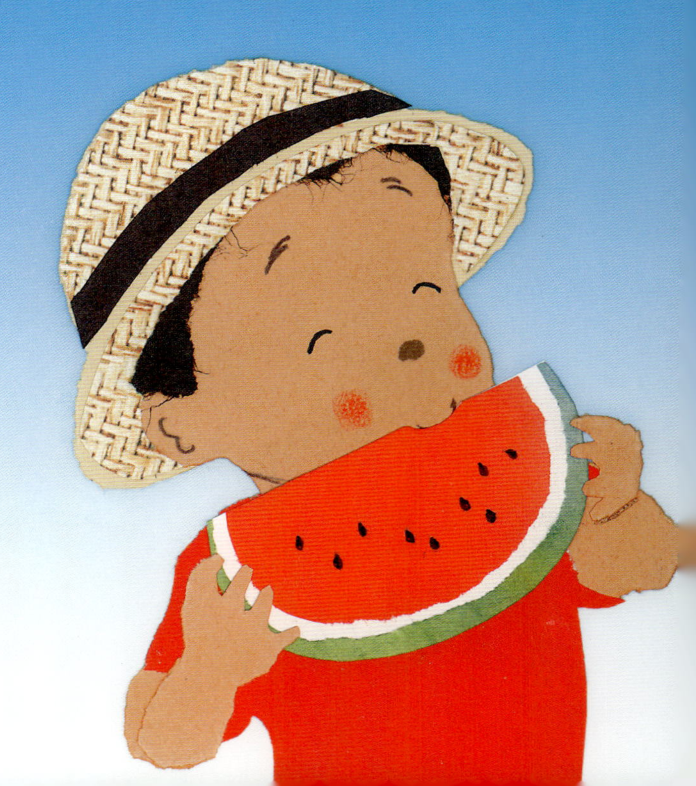

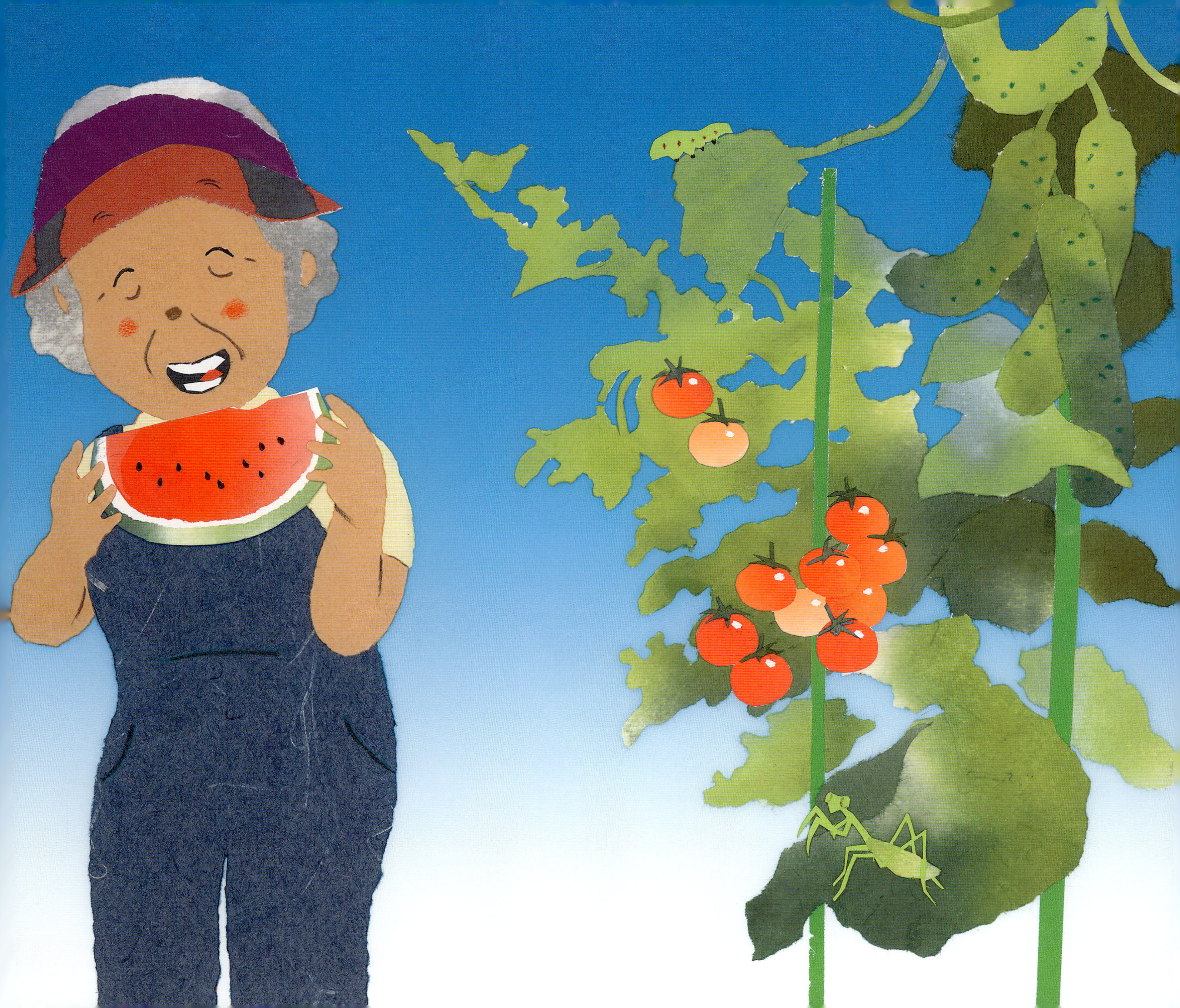

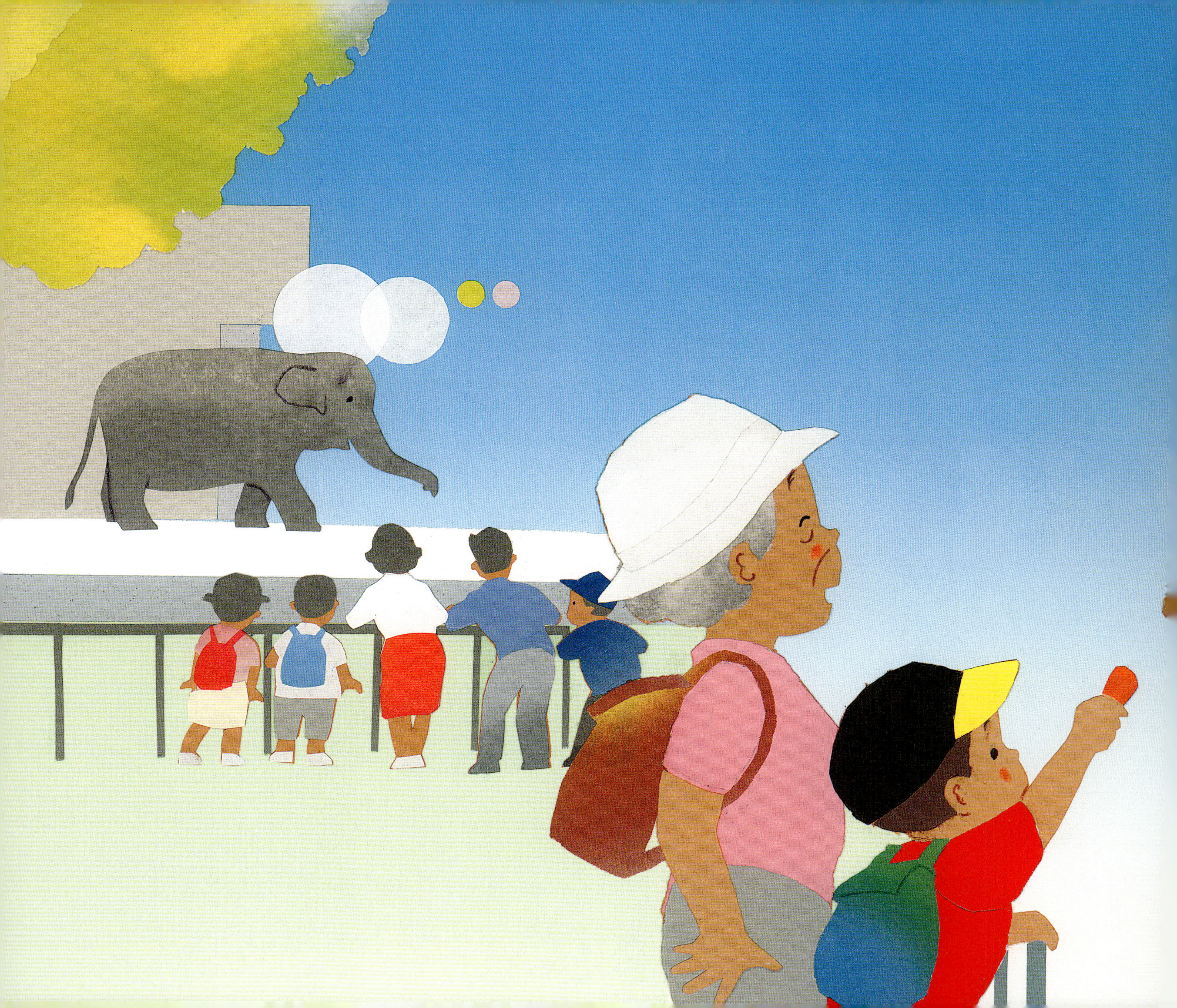

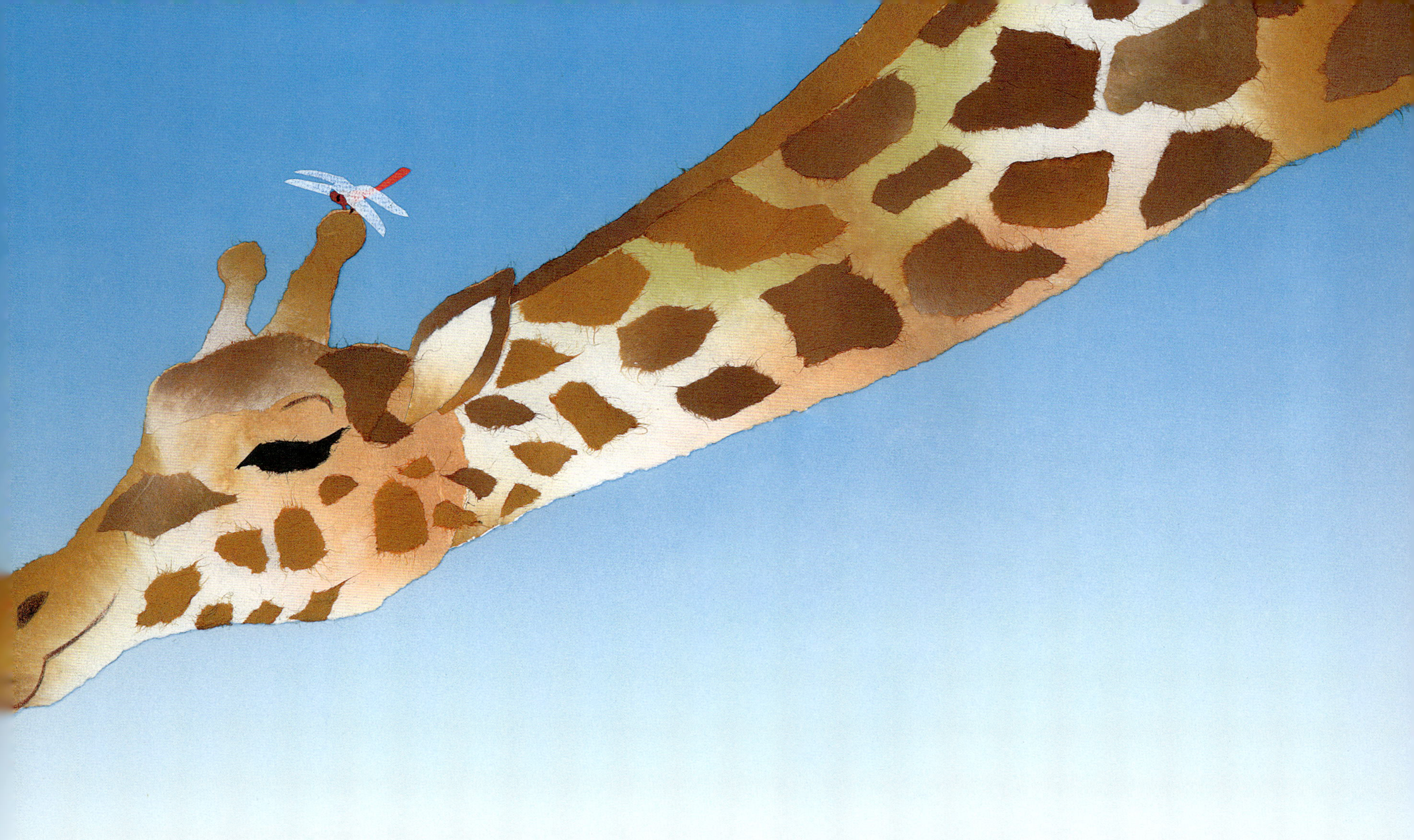

おばあちゃんと　ふたりで　おでかけも　したよ。
どうぶつえんでは、くびのながーい　キリンを　みた。

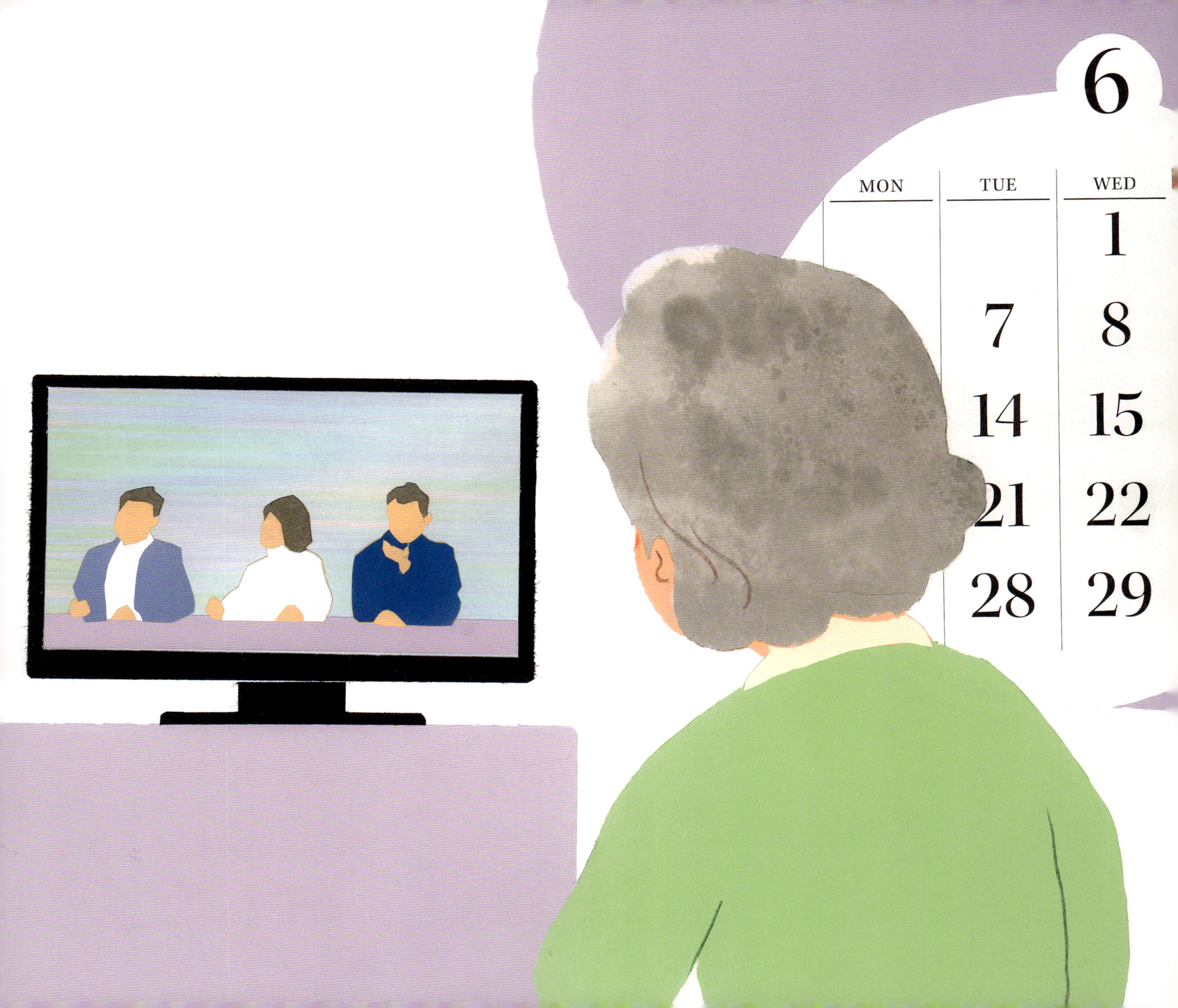
6
MON
TUE
WED
1
7
8
14
15
21
22
28
29

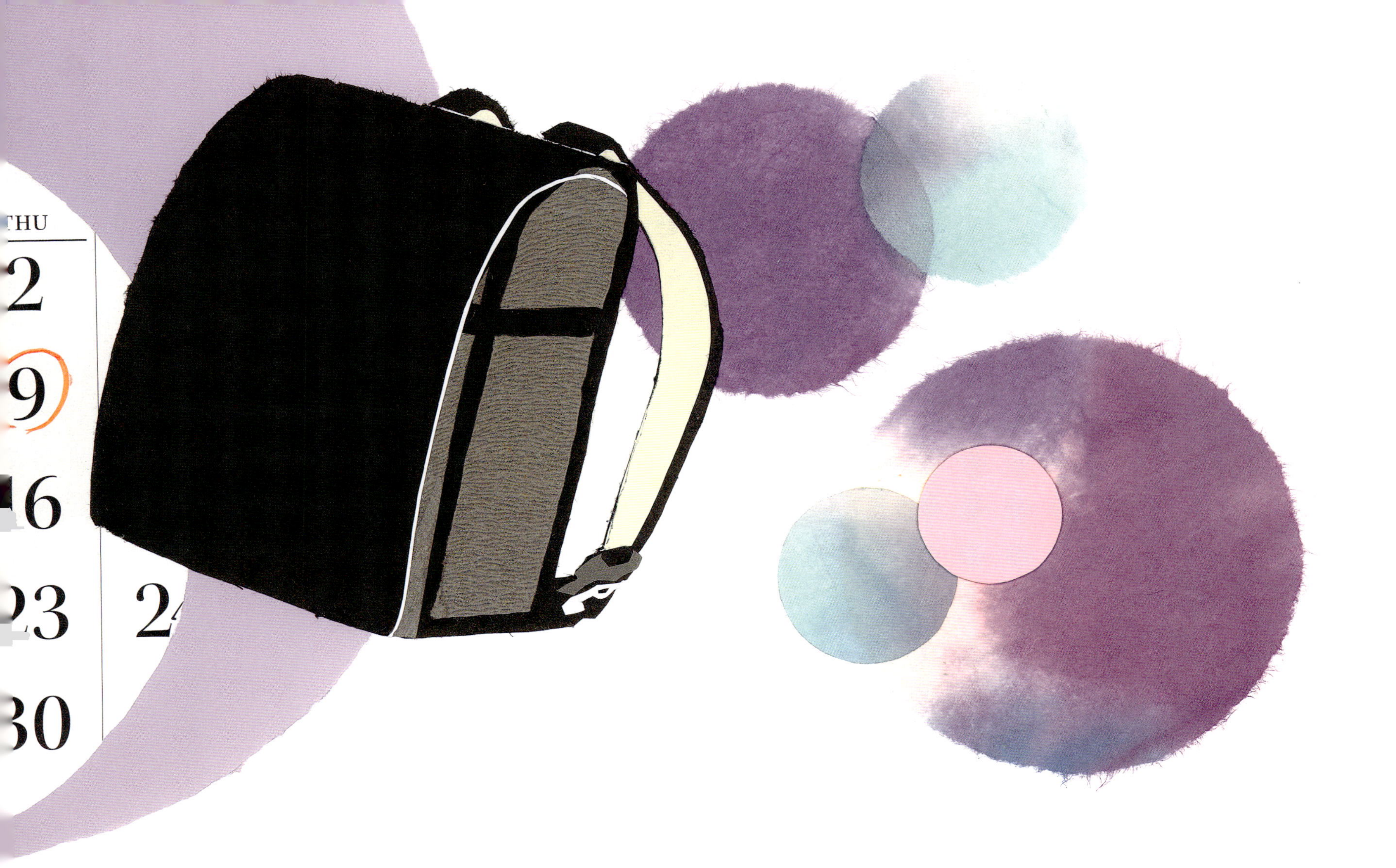

あるひ、ランドセルを　みにいくって　やくそくしていたのに、
おばあちゃんは　すっかり　わすれていたんだ。
「どうして　わすれちゃったの？」

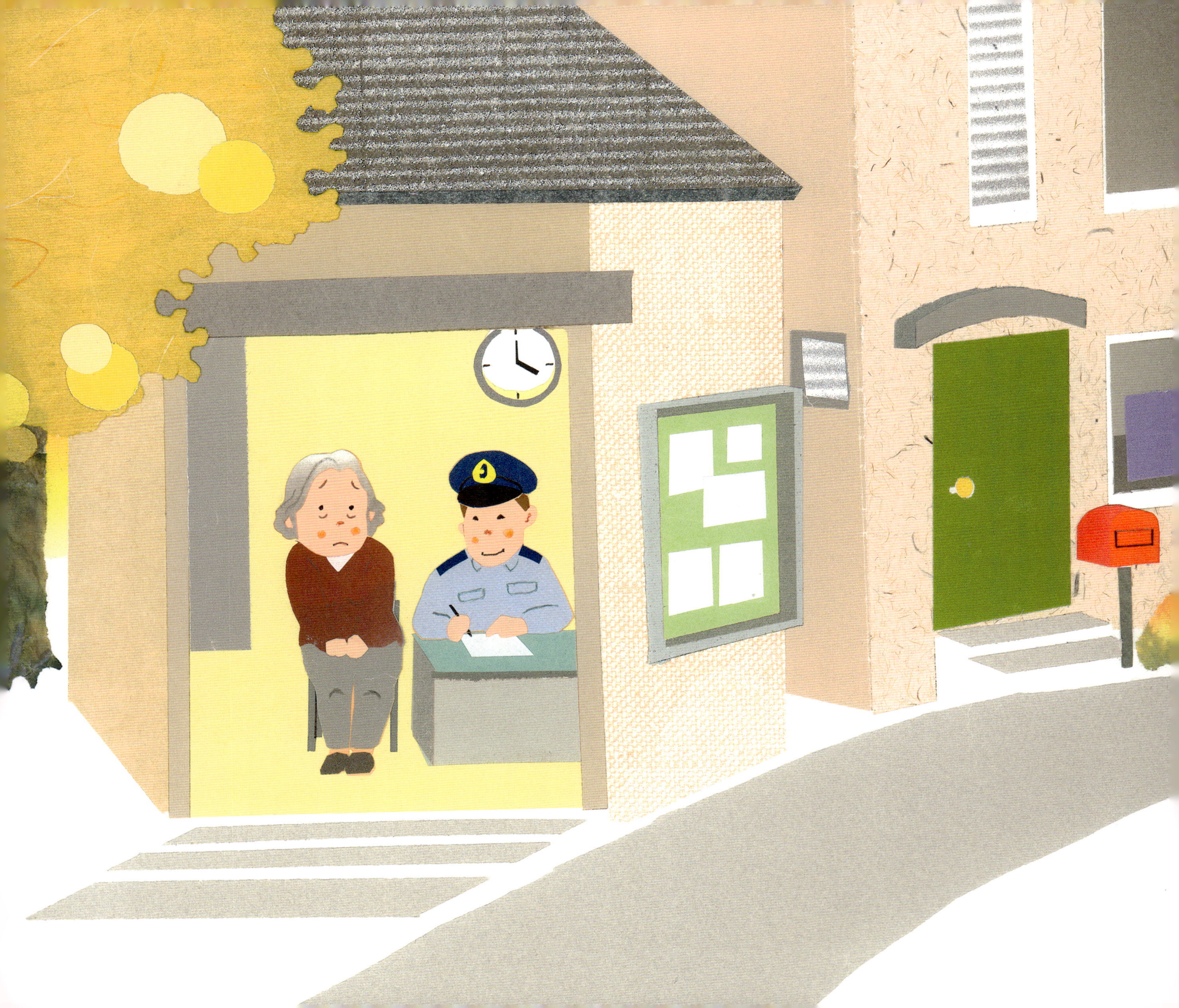

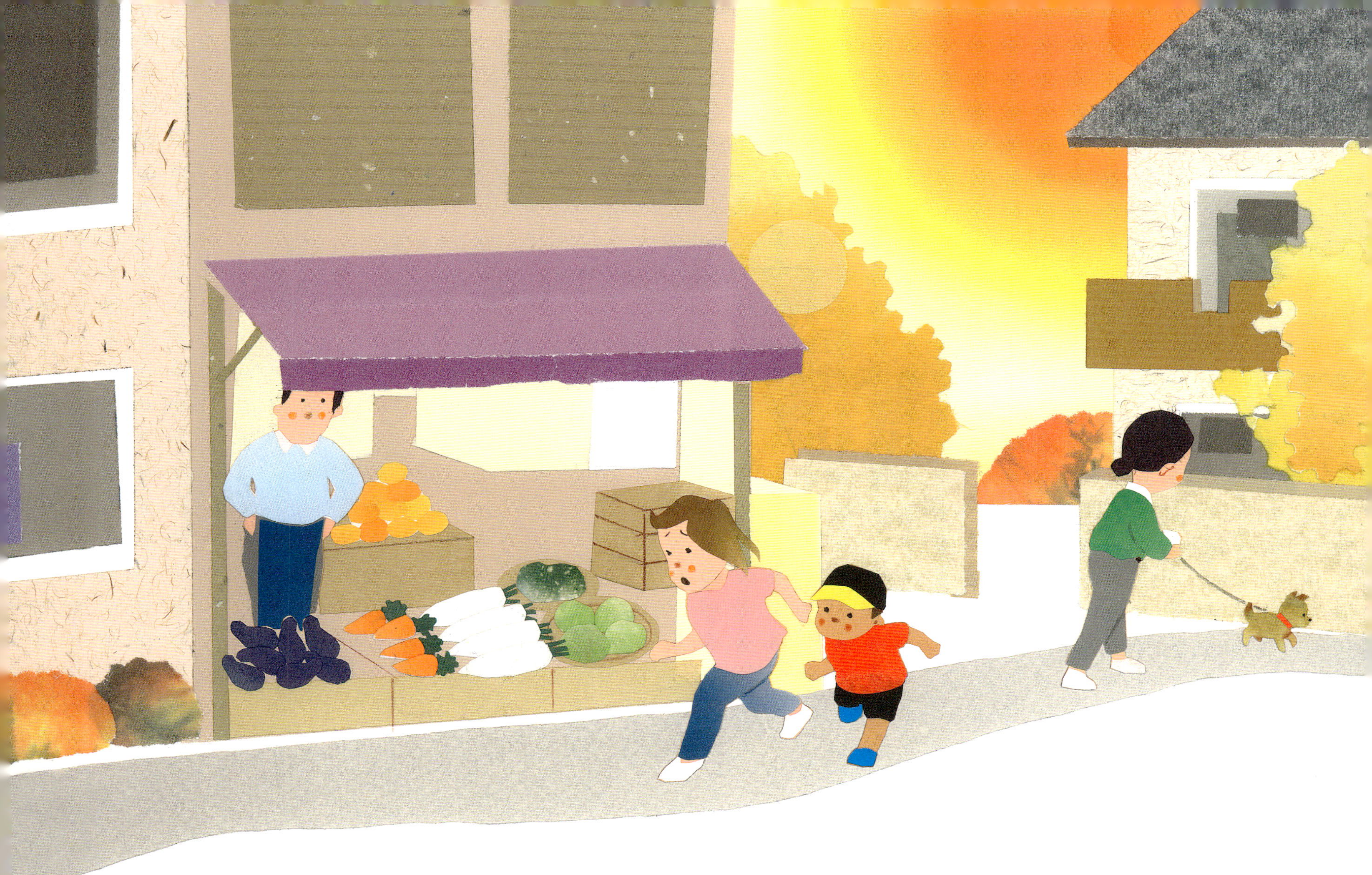

ぼくが　いちねんせいのとき、おばあちゃんが　まいごに　なった。
ママと　さがしに　いくと、こうばんで　おまわりさんの　となりに
じっと　すわっていたんだ。

つぎのひ、おばあちゃんは
ママと　いっしょに　びょういんに　いった。
おいしゃさんに　きいたら
「いろいろ　わすれる　びょうき」なんだって。
それから　おばあちゃんは
まいにち　くすりを　のむようになった。
だけど　のみわすれることも　あるみたい。

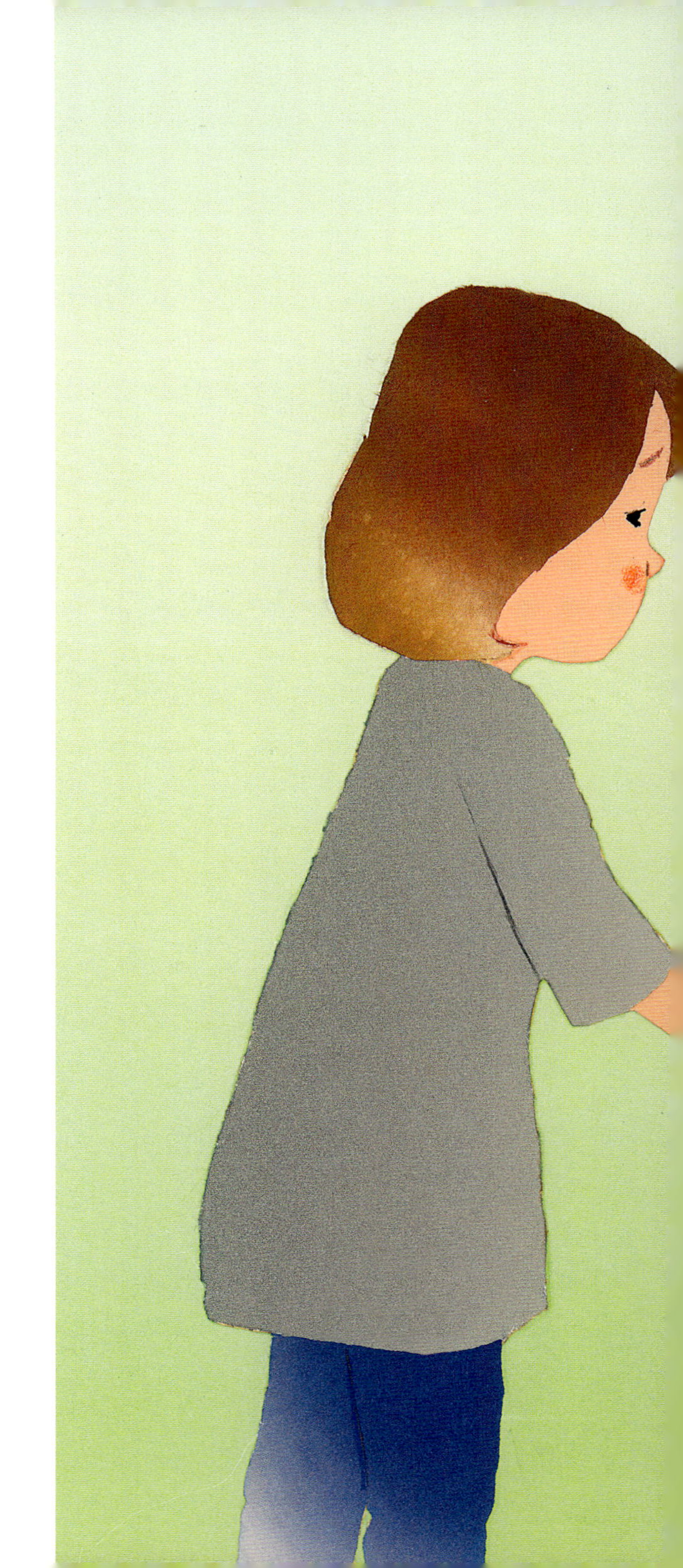

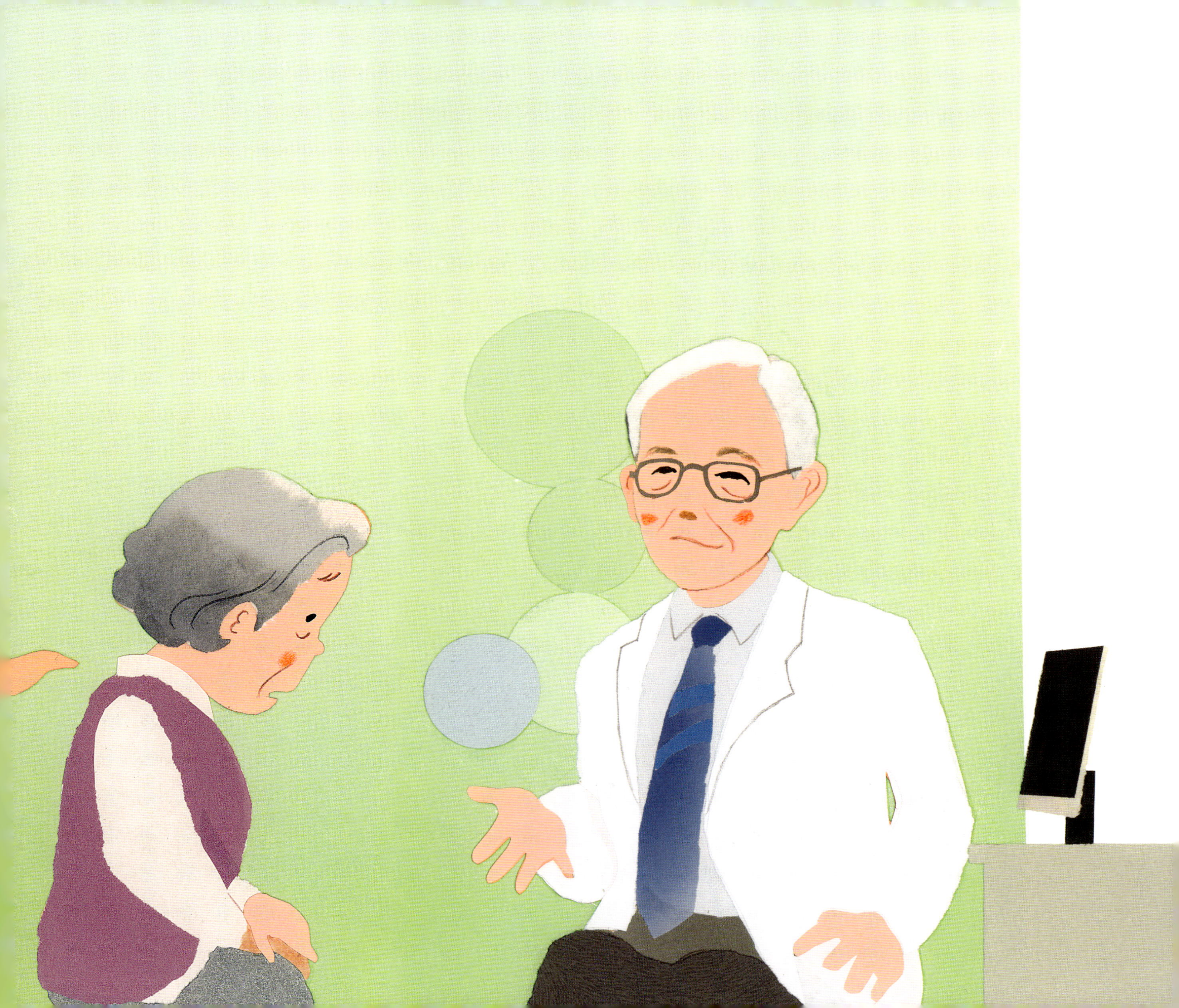

しばらくして　おばあちゃんは
ぼくの　いえで　いっしょに
くらすことになった。
たのしみに　していたのに、
おばあちゃん　なんだか　まえと　ちがう。

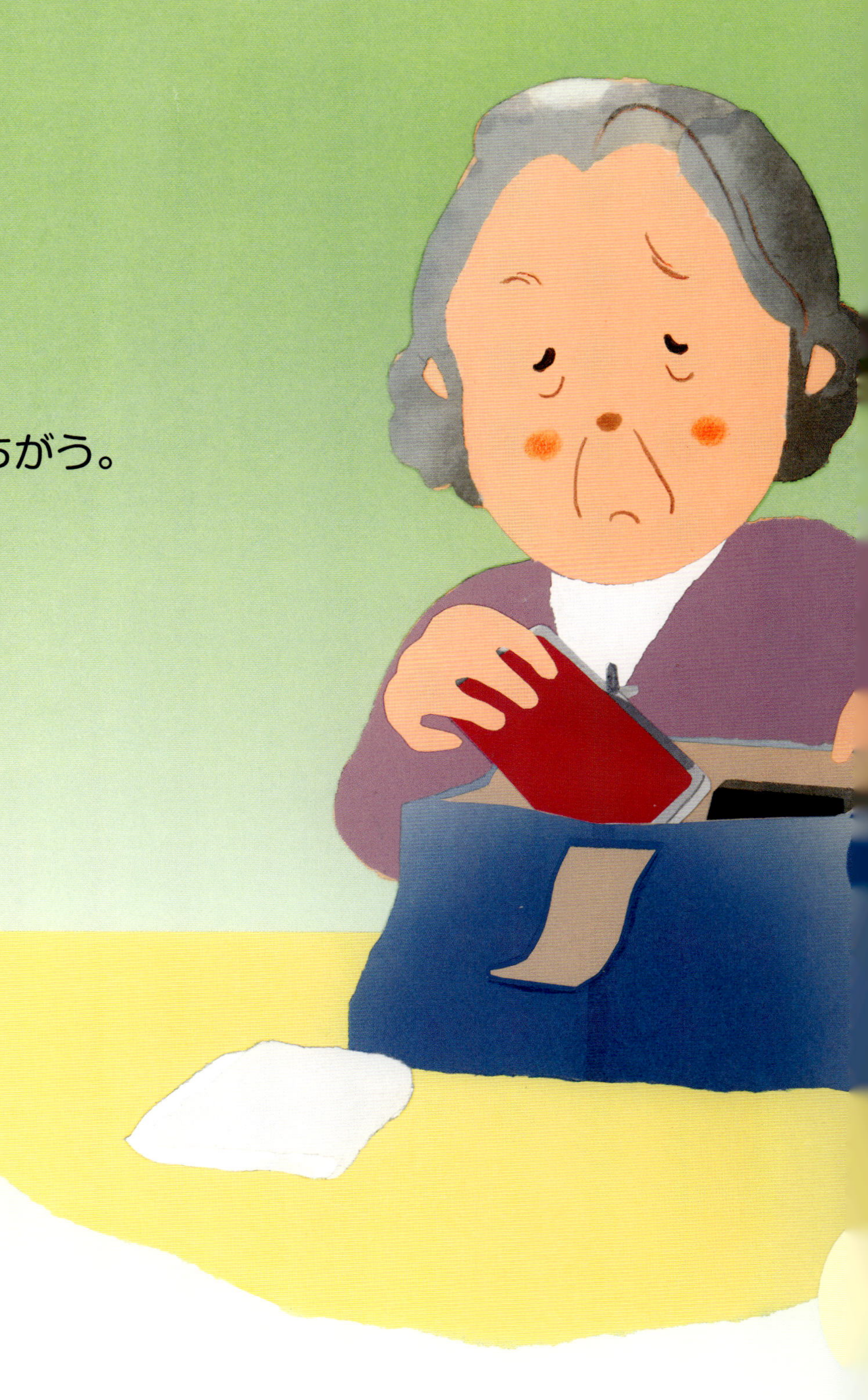

いつも　カバンを　ゴソゴソ。
おさいふを
だしたり　しまったり。

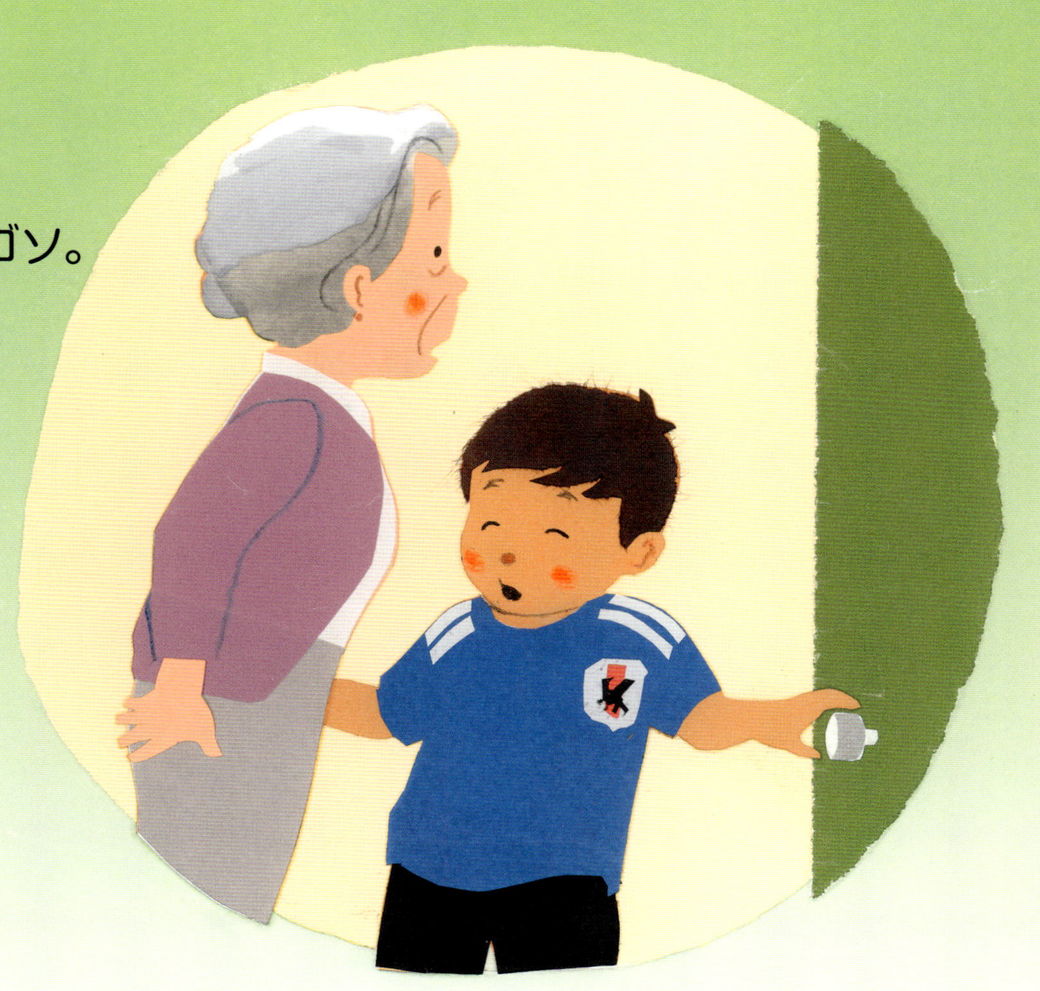

トイレが　どこか　わからないことも　あって、
そのときは　ぼくが　いっしょに　ついていったよ。

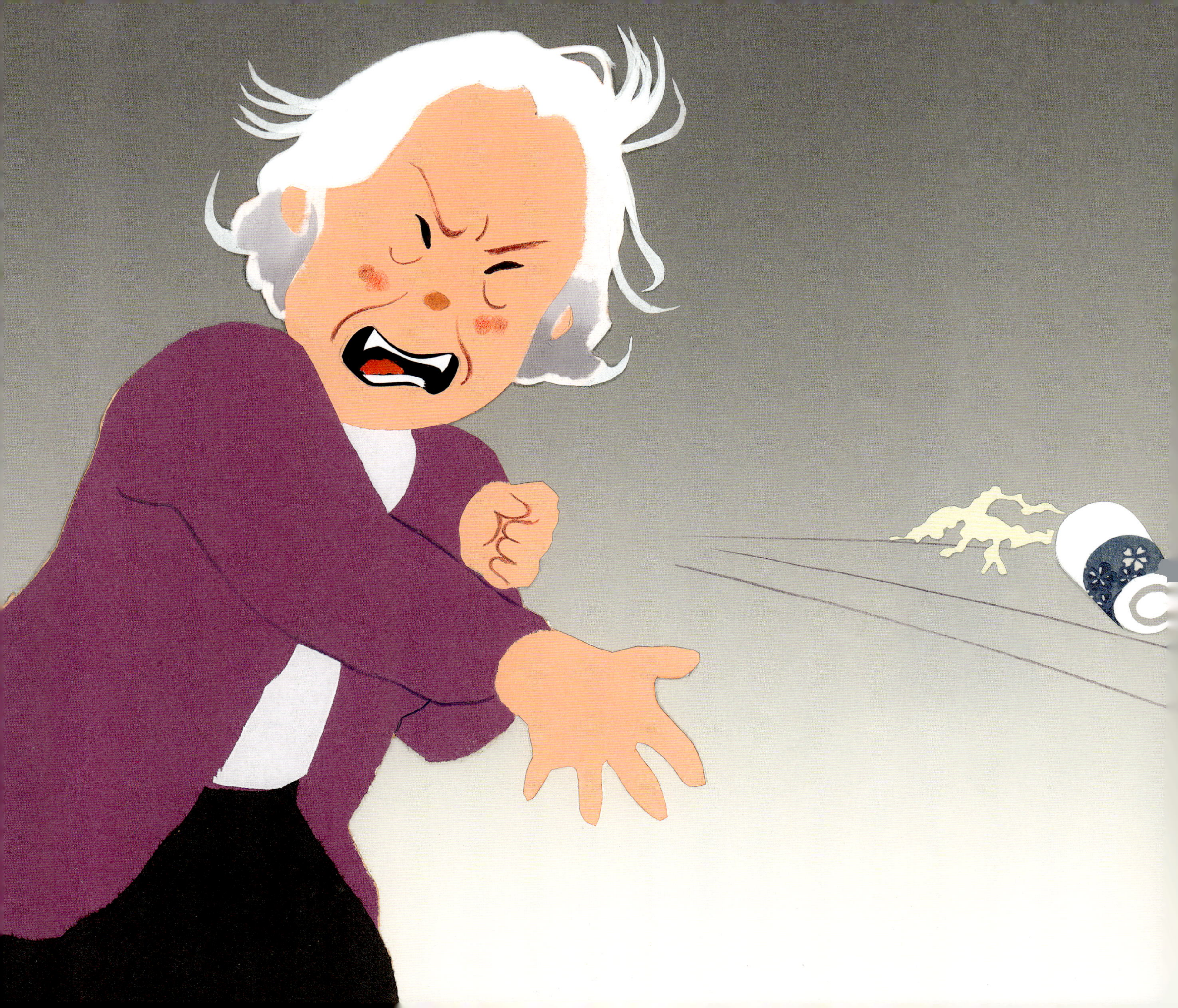

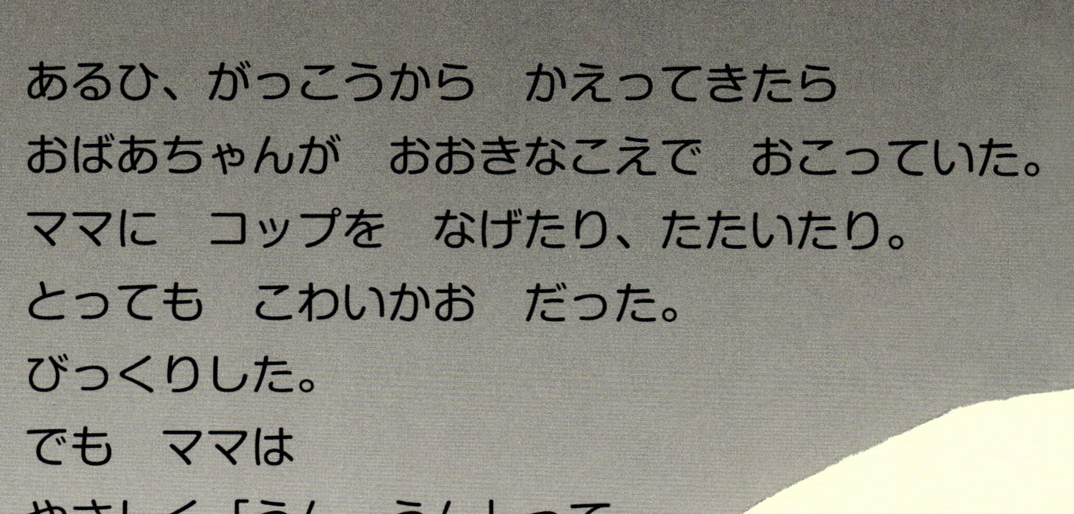

あるひ、がっこうから　かえってきたら
おばあちゃんが　おおきなこえで　おこっていた。
ママに　コップを　なげたり、たたいたり。
とっても　こわいかお　だった。
びっくりした。
でも　ママは
やさしく「うん、うん」って
おばあちゃんの　はなしを
きいていたんだ。

そして、こんなことが　あったよ。
みんなで　ばんごはんを　たべていたら、
「みなさんは　どなたですか？　みなさんが　だれか　わからなくて・・・」
とつぜん　おばあちゃんが　こまったかおで　いったんだ。
パパと　おねえちゃんは　びっくり。
ママは　シクシク　なきだして
みんな　シーンと　なっちゃった。

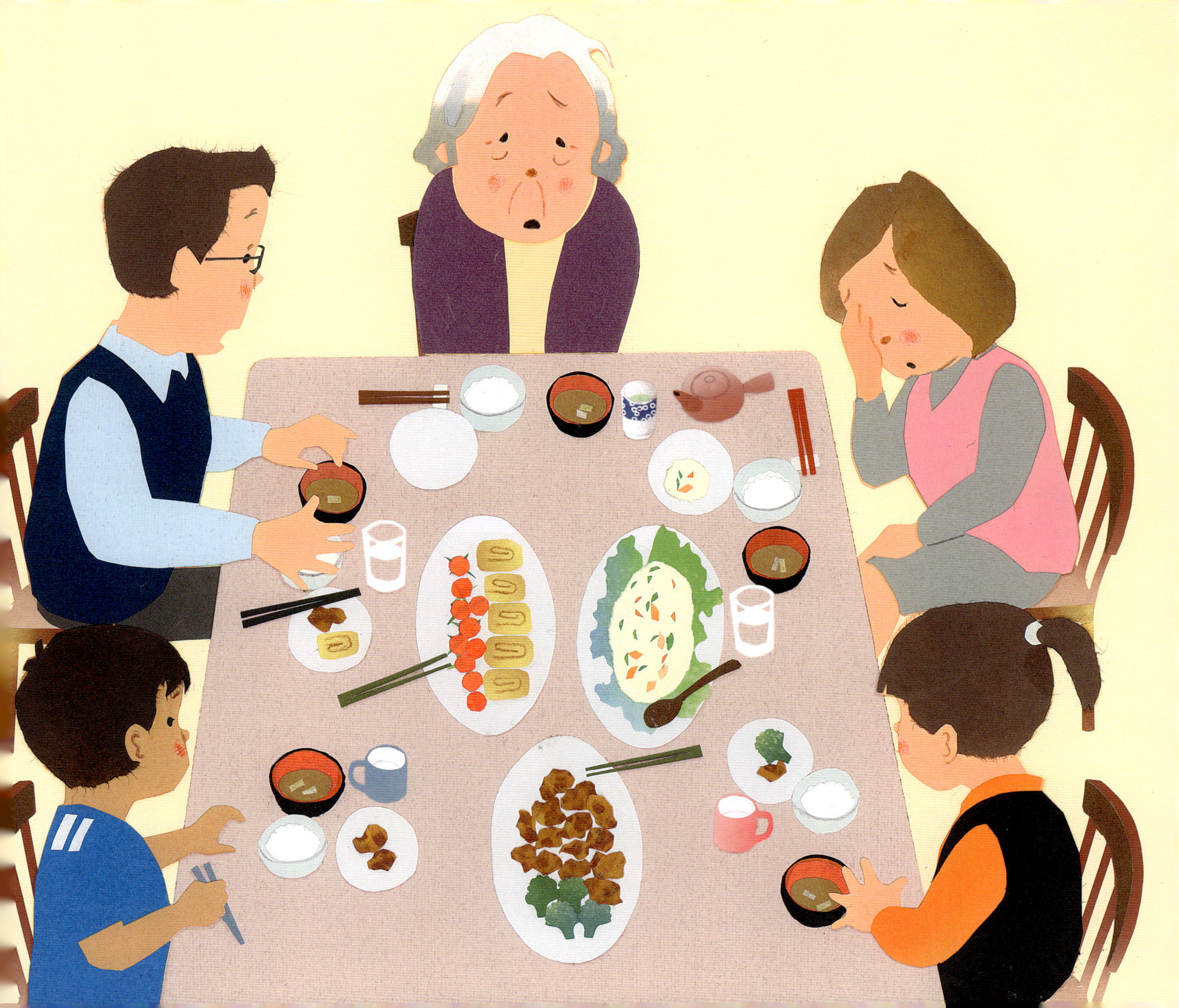

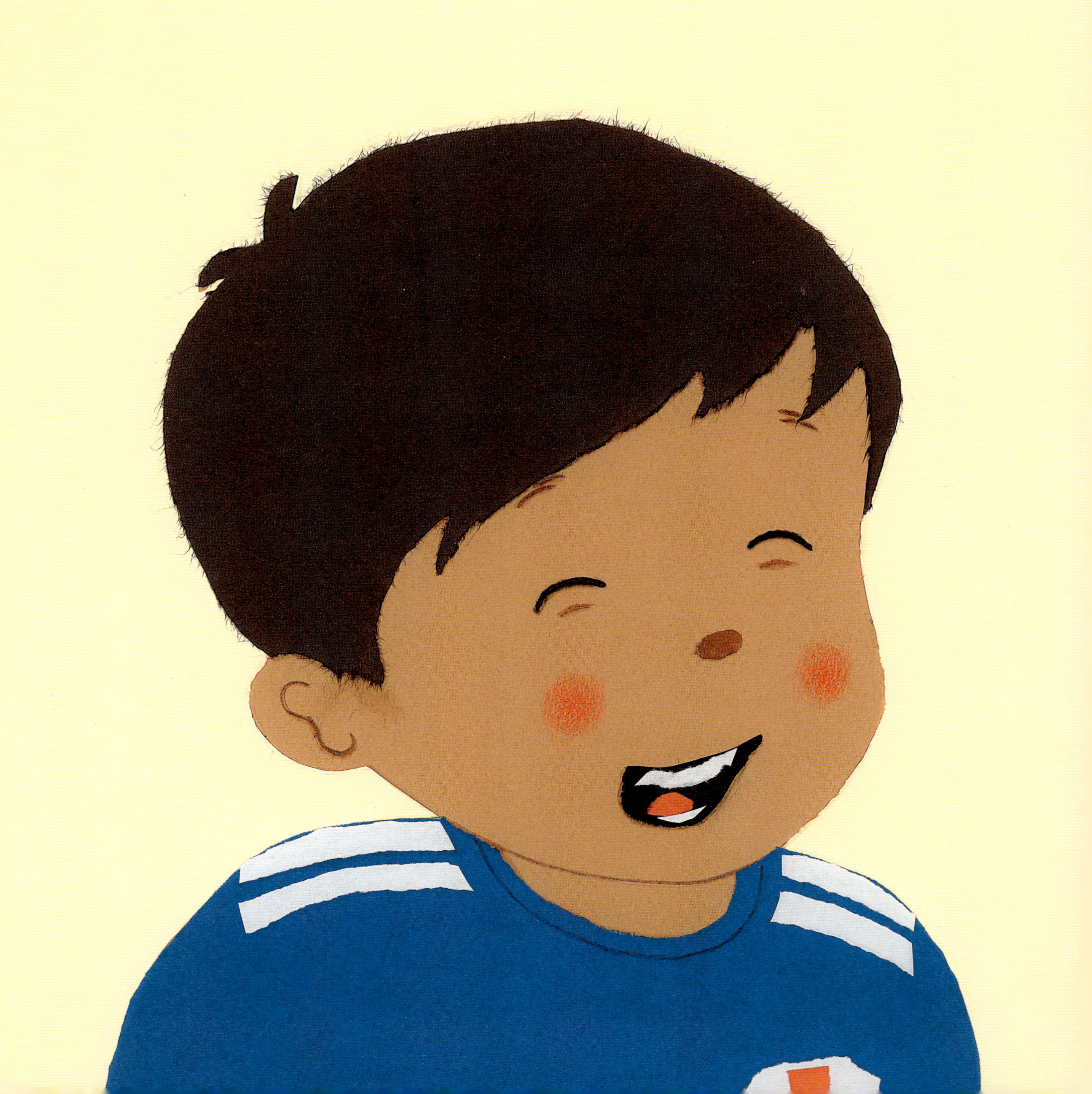

でも　ぼくが、
「おばあちゃん、おばあちゃんは　ぼくの　おばあちゃんだよ。
おばあちゃんが　わからなくても、
ぼくも　ママも　パパも　おねえちゃんも
みーんな　おばあちゃんのことを　よーく　しっているから
だいじょうぶだよ。しんぱいないよ、おばあちゃん！」
っていったら、

「そうなの？
みんな　わたしのことを　しっているのね？
あーっ　よかった！」
おばあちゃんは　ほっとしたかおで　わらったんだ。

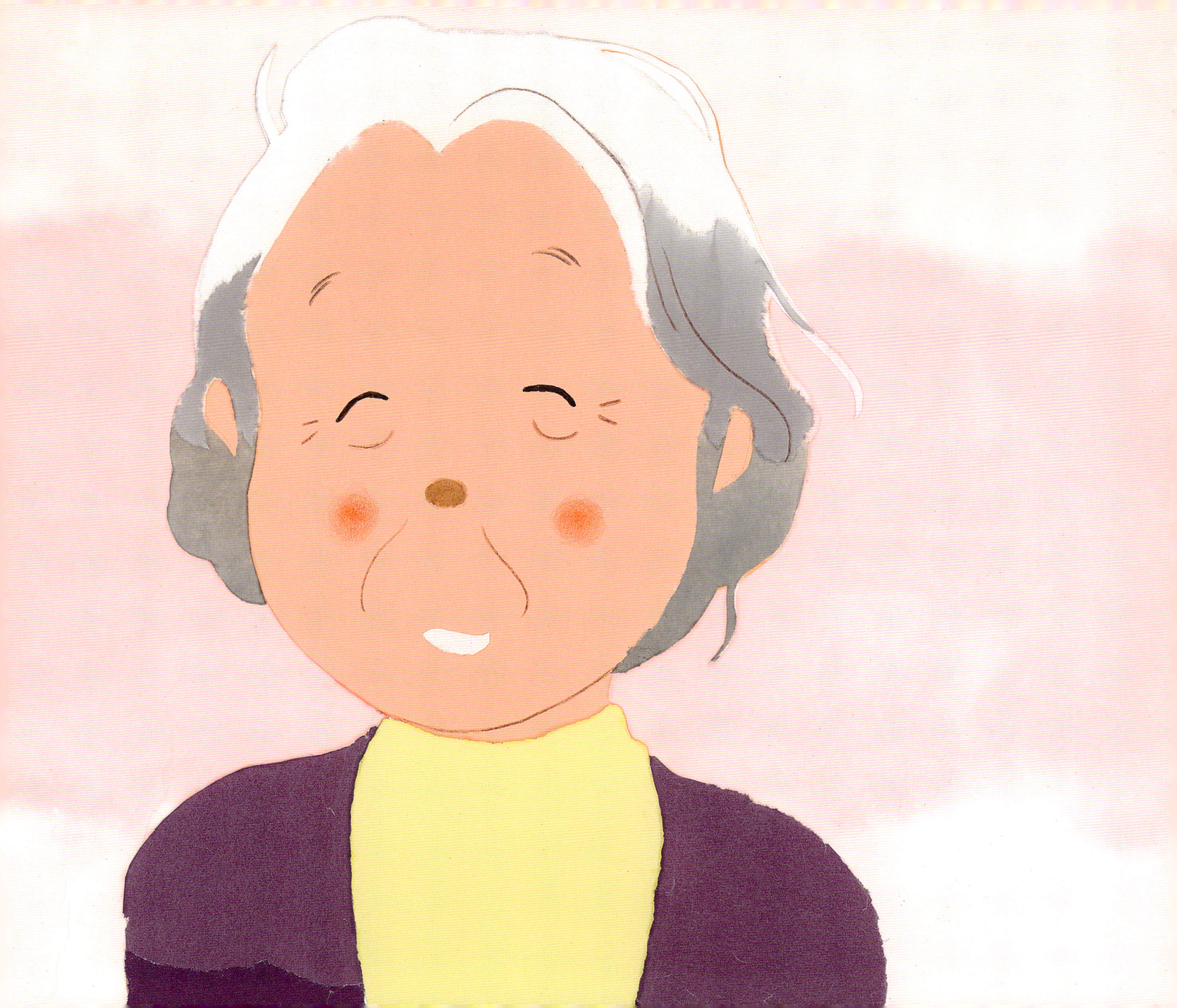

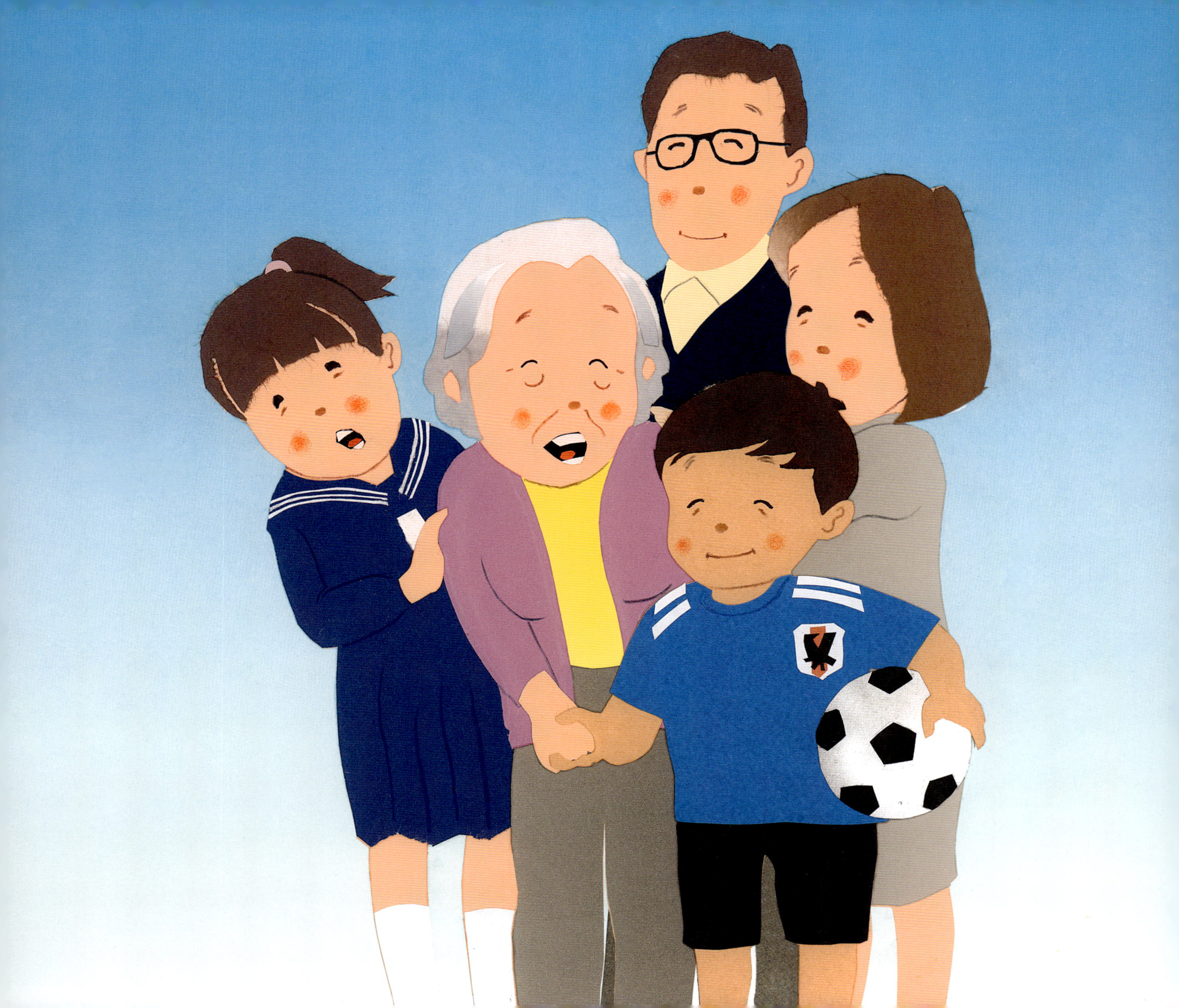

それから　おばあちゃんは、
ごはんを　たべたことや　ひにちが　わからなくなっても、
いつも　ニコニコ　している。
ぼくたち　かぞくも　おばあちゃんと　いっしょに
どんなときも　ニコニコ　している。

これからも、ぼくは　おばあちゃんの　そばに　いるよ。
だから　あんしんしてね。
だいじょうぶだよ、おばあちゃん!!

　このお話は、私の家で何十年も前に実際に起きた出来事をモチーフにしています。

　認知症になると、約束したことを忘れてしまったり、道がわからなくなって迷子になったり、一緒に暮らしている家族の顔がわからなくなったりすることがあります。時にはイライラして怒ったり、泣いたりすることもあります。

　でも、そんなときこそ、家族や周りの皆さんは、その人の目を見て、微笑んで、寄り添って、ゆっくり話を聞いてあげてください。優しく手を握ってあげてください。きっと、安心して笑顔が戻ってきます。

　多くの人が長生きをするようになって、認知症の人も増えてくることが予測されます。家族の皆さんだけでなく、これからは地域の人たちとともに、認知症の人が安心して暮らせるよう、絆を大切にした社会を目指していきたいものです。

長谷川　和夫

作　長谷川和夫

認知症介護研究・研修東京センター名誉センター長、聖マリアンナ医科大学名誉教授
1929年、愛知県に生まれる。1953年、東京慈恵会医科大学卒業。1973年、聖マリアンナ医科大学精神神経科教授、1993年、同学長、2002年、同理事長に就任。2000年、高齢者痴呆介護研究・研修センター（現・認知症介護研究・研修東京センター）センター長、2009年から認知症介護研究・研修東京センター名誉センター長、現在に至る。認知症診療の第一人者であり、「長谷川式認知症スケール」の開発者でもある。2005年、瑞宝中綬章受章。主な著書は「認知症の介護　共に暮らす家族のために」「認知症ケアの作法　よりよいケアを目指して」「認知症ケアの新しい風」など多数。

絵　池田げんえい

1946年、神奈川県に生まれる。駒沢大学在学中から絵本作家としてスタートし、卒業後、貼り絵作家として活躍。主な作品は武鹿悦子作「ゆきんこのはなし　ゆきむすめ」、新美南吉作「ごんぎつね」など多数。

だいじょうぶだよ──ぼくのおばあちゃん──
ISBN978-4-907095-47-5 C3047

平成30年10月15日　第1版発　行
平成30年11月15日　第1版第2刷
作　長谷川和夫
絵　池田げんえい
制作編集　ぱーそん書房
発 行 者　山本美惠子
印 刷 所　三報社印刷株式会社
発 行 所　株式会社ぱーそん書房
〒101-0062　東京都千代田区神田駿河台2-4-4　5F
電話 03-5283-7009　FAX 03-5283-7010